ÉTUDE

SUR LES

FORMES SENSITIVES DES POLYNÉVRITES

PAR

Mlle V. TCHITCHKINA

Docteur en médecine de la Faculté de Paris

PARIS

G. STEINHEIL, ÉDITEUR

2, RUE CASIMIR-DELAVIGNE, 2

1901

ÉTUDE

SUR LES

FORMES SENSITIVES DES POLYNÉVRITES

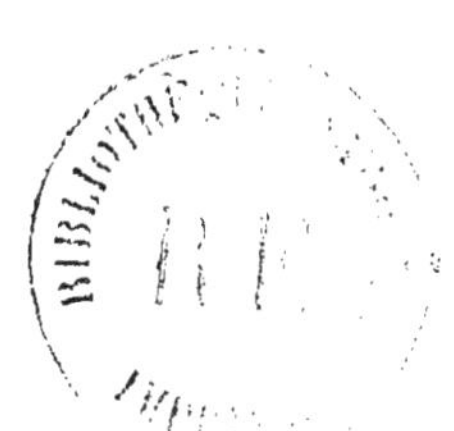

PAR

Mlle V. TCHITCHKINA

Docteur en médecine de la Faculté de Paris

PARIS

G. STEINHEIL, ÉDITEUR

2, RUE CASIMIR-DELAVIGNE, 2

1901

IMPRIMERIE A.-G. LEMALE, HAVRE

A LA MÉMOIRE DE MON PÈRE

MONSIEUR LE PROFESSEUR RAYMOND

Membre de l'Académie de médecine
Médecin de la Salpêtrière
Officier de la Légion d'honneur

ÉTUDE

SUR

LES FORMES SENSITIVES DES POLYNÉVRITES

AVANT-PROPOS

Avant d'aborder le sujet de notre étude, qu'il nous soit permis d'apporter l'expression de toute notre gratitude aux maîtres qui nous ont guidée dans notre instruction médicale, soit par leur enseignement clinique dans les hôpitaux, soit par leurs leçons à la Faculté de médecine. Parmi eux, nous remercions de grand cœur MM. Chauffard, Quénu, Reclus, et MM. les professeurs Grancher et Pinard, dont nous n'oublierons jamais les excellentes leçons.

Nous tenons enfin à exprimer notre plus vive reconnaissance à M. le professeur Raymond, pour son enseignement et pour la bienveillance dont il a toujours fait preuve à notre égard; c'est sur ses indications et sur ses conseils que nous avons entrepris de traiter ce travail.

Nous le remercions encore d'avoir bien voulu accepter la présidence de notre thèse.

Introduction et Historique.

On a déjà dégagé le type clinique de la polynévrite à forme sensitive. Nous venons simplement, sur les conseils et les indications de notre maître, M. le professeur Raymond, apporter quelques documents pour essayer de confirmer la réalité de cette forme de polynévrite.

Par forme sensitive de polynévrite, on entend la forme dans laquelle cliniquement les troubles objectifs et subjectifs de la sensibilité générale, sinon représentent à eux seuls le tableau clinique, du moins occupent la première place, et dans laquelle anatomiquement les altérations prédominent dans les filets sensitifs.

Nous ne nous occuperons que du côté clinique de la polynévrite à forme sensitive, et nous laisserons de côté la question anatomo-pathologique, encore si discutée. Aucune théorie ferme ne saurait là-dessus prévaloir, et tout ce qu'on peut dire, c'est que les opinions radicales ont fait leur temps et « qu'on ne saurait plus être aujourd'hui ni centraliste intransigeant, ni périphériste exclusif » (Ballet). M. Raymond, dans ses *Cliniques*, dit : « A la longue, des altérations matérielles, accessibles à nos moyens ordinaires d'observation, peuvent faire suite aux altérations purement dynamiques des cellules, en admettant que l'organisme continue de subir les atteintes de l'agent pathogène. »

Dans l'état actuel de nos connaissances, cette question

de l'anatomie pathologique a donc, pour le clinicien, un intérêt secondaire.

L'histoire de cette forme de polynévrite est liée à celle des polynévrites en général ; mais de toutes les formes de polynévrite, elle est la plus rare. Cependant elle n'avait pas échappé à l'observation d'un certain nombre de cliniciens bien avant l'apparition du nom de polynévrite ; on connaissait et on avait décrit le cortège symptomatique, que présente la forme sensitive ; seulement, et tout naturellement, l'interprétation des faits était tout à fait différente de ce qu'elle est aujourd'hui.

En 1848, Valleix rapporte quelques observations qui paraissent, par la symptomatologie, l'étiologie et le pronostic, être la polynévrite à forme sensitive ; mais le mot de polynévrite était encore inconnu à cette époque et l'auteur qualifiait ces cas du nom de névralgie générale.

En 1864, Leudet fait une étude clinique des troubles nerveux périphériques, survenant dans le cours des maladies chroniques.

Il insiste sur ce qu'au cours des maladies chroniques et surtout de la tuberculose, on rencontre des troubles de la sensibilité périphérique, soit sous forme de douleurs accusées par le malade, soit sous forme de perversion de la sensibilité ou d'engourdissement, de fourmillements, soit enfin sous forme de troubles de la sensibilité au contact. Mais il pense que ces troubles reconnaissent une origine vaso-motrice et doivent être produits par une anémie ou une congestion locales, dépendant elles-mêmes de modifications circulatoires dans l'axe spinal.

En 1867, ce même auteur fait de nouveau une étude clinique sur la forme hyperesthésique de l'alcoolisme chronique et il donne quelques observations. Dans ses conclusions il ajoute :

« 1° Les individus, qui abusent de boissons alcooliques, présentent à une époque de cette évolution morbide, que l'on désigne sous le nom d'alcoolisme chronique, un ensemble de phénomènes que l'on nomme forme hyperesthésique ;

2° Les accidents hyperesthésiques consistent en des douleurs d'intensité variable, le plus souvent profondes, quelquefois superficielles et se manifestent parfois sous la forme d'une exaltation remarquable de la sensibilité de tout le tronc et des membres. Il existe en même temps souvent une rachialgie dans certains points de la peau, de l'analgésie ou de l'anesthésie, des troubles de la motilité, de l'affaiblissement de la force musculaire, surtout aux membres inférieurs, des crampes et une exaltation marquée des actions réflexes ;

3° Ces accidents sont susceptibles de présenter des oscillations remarquables, de disparaître ; le plus souvent ils laissent à leur suite un état d'infériorité plus ou moins marquée ;

4° Les accidents décrits dépendent d'une maladie de la moelle, mais elle présente certains caractères qui peuvent aider à résoudre ou du moins à soupçonner son origine étiologique. »

En 1886, Pitres et Vaillard étudient les névrites périphériques chez les tuberculeux ; ils écrivent : « tantôt les troubles nerveux intéressent particulièrement la sensibilité, ils s'accusent par des phénomènes douloureux de types et de sièges divers, par de l'anesthésie, de l'analgésie, etc. Les nerfs sensitifs ou les fibres sensitives sont alors plus particulièrement atteintes et les névrites qui en résultent justifient la désignation de névrites douloureuses ou anesthésiques ». A l'appui de ce qu'ils disent, ces auteurs apportent quatre observations avec autopsie, et l'examen du système nerveux leur permet d'arriver à la conclusion suivante : ces névrites se développent sur place, elles ne dépendent pas d'une lésion préexistante du cerveau ou de la moelle ; on les rencontre sur les sujets dont les centres nerveux (encéphale, moelle, méninges) et les racines rachidiennes sont dans un état parfait d'intégrité.

Les travaux de M. Lancereaux et de ses élèves ont les premiers mis en lumière l'action nocive de l'alcool et des boissons renfermant des essences sur le système nerveux périphérique. M. Lancereaux affirme que ce sont surtout les boissons à essences et particulièrement l'absinthe qui produisent ces troubles intéressant tout spécialement la sensibilité générale ; il fait suivre la symptomatologie qu'il donne par des observations.

Ce n'est qu'en 1896 que M. Raymond, dans ses *Leçons cliniques*, nous donne la description des polynévrites à forme sensitive, leur symptomatologie et leur étiologie. Il nous présente quelques cas de cette forme, d'étiologies différentes.

En 1900, M. Dufour rapporte un cas de polynévrite purement sensitive au cours d'une tuberculose pulmonaire peu évidente, remarquant que cette forme est rare.

M. Hönig, en 1900, dit que cette forme de polynévrite

est plus rare que toutes les autres, et que dans toute la littérature allemande il ne trouvait à relever que les deux cas publiés par Gudden en 1896.

Nous avons parcouru nous-même les périodiques russes et nous n'avons trouvé aucune observation de polynévrite sensitive.

En définitive, nous n'avons pu rassembler qu'un petit nombre d'observations. Mais nous avons la conviction que cette forme est plus fréquente qu'elle n'apparaît et que beaucoup de cas ne sont pas publiés, soit en raison d'erreur de diagnostic, soit en raison de leur bénignité.

CHAPITRE PREMIER

Étiologie.

Comme dans toutes les maladies nerveuses, dans la polynévrite sensitive, le facteur qui la produit n'est pas tout, il faut tenir compte de la prédisposition héréditaire ou acquise : « C'est cet autre élément qui commande pour ainsi dire les déterminations anatomiques de la cause occasionnelle, qui dirige en quelque sorte les effets de cette cause vers l'organe devenu un *locus minoris resistentiæ* ; mais l'intervention de cette cause occasionnelle est indispensable pour faire éclore le germe de la maladie nerveuse » (Raymond).

Quelle est donc cette cause occasionnelle qui peut agir sur les terminaisons nerveuses et amener le tableau clinique que nous décrirons plus loin ? Vu le nombre restreint d'observations que nous possédons, nous nous garderons d'apporter des conclusions trop fermes, mais nous pouvons voir que c'est toujours l'intoxication et l'infection qui interviennent comme causes occasionnelles.

L'intoxication peut être d'origine exogène et d'origine endogène.

De tous les agents d'intoxication d'origine exogène c'est l'alcool en général qui joue le plus grand rôle dans l'étiologie des polynévrites sensitives. Mais il faut dis-

tinguer entre les différents modes de l'alcoolisme. D'après
M. Lancereaux, l'intoxication par l'alcool proprement dit
(rhum, cognac, eau-de-vie), donne surtout de l'analgésie
et de la diminution des réflexes. L'intoxication par les
boissons à essences (absinthe, apéritifs divers, etc.) en-
traîne de l'hyperalgésie et de l'exagération des réflexes.

Ce serait donc, d'après M. Lancereaux, les boissons à
essences qui auraient la plus grande importance causale
dans la production de la polynévrite sensitive.

D'un autre côté, l'organisme peut être intoxiqué par les
poisons fabriqués en lui-même. Existe-t-il en même
temps un surmenage, une mauvaise hygiène générale,
une prédisposition, et alors pourra éclore la polynévrite
sensitive.

Au cours du diabète, on peut observer les névrites douloureuses, mais on ne connaît rien de leur pathogénie ;
« tout au plus savons-nous qu'il n'existe aucun rapport
constant entre le développement de ces névrites et le
degré de la glycosurie, et que celles-ci ne sont plus justi-
ciables du traitement anti-diabétique » (Raymond).

Enfin les infections peuvent déterminer la polynévrite ;
mais de toutes les maladies infectieuses nous voyons que
c'est au cours de la tuberculose qu'on rencontre le plus
souvent la polynévrite sensitive. Ici il s'agit probablement
de l'action de toxines sur le système nerveux périphérique.

Comme causes prédisposantes peuvent figurer toutes
sortes de fatigues, le froid, l'humidité.

Ni l'âge, ni le sexe ne paraissent avoir d'influence.
D'ailleurs l'alcoolisme, cause principale des polynévrites,
s'attaque aussi bien à l'un qu'à l'autre sexe.

M. Lancereaux, en 1890, disait : « ce qui est pénible dans l'espèce c'est l'accroissement de cette intoxication (par les boissons renfermant des essences) chez la femme ; le goût plus délicat de cette dernière la conduit naturellement à préférer les liqueurs ».

Aussi, en tenant compte qu'il ne manque pas de femmes qui abusent des petits verres de liqueurs, des vins généreux, on peut fort bien concevoir que la femme ne saurait échapper à la polynévrite sensitive.

Mais, d'après les observations que nous possédons, il est impossible de conclure en faveur de la fréquence dans un sexe plutôt que dans l'autre.

CHAPITRE II

Symptômes.

Les symptômes de la polynévrite à forme sensitive apparaissent le plus souvent progressivement. Les premiers troubles que le malade éprouve sont des fourmillements, de l'engourdissement, soit dans les membres inférieurs, soit dans les membres supérieurs, le plus souvent dans les deux à la fois ; quand il marche, il ne sent pas bien le sol ; il sent mal les objets qu'il prend dans les mains.

Puis, petit à petit, surviennent de véritables douleurs, qui, tantôt modérées et intermittentes, atteignent, dans certains cas, la plus grande intensité et deviennent continues. Ces douleurs sont lancinantes, fulgurantes, contusives, comparables quelquefois à des sensations de torsion ou de brûlure. Les crises de douleurs surviennent souvent sans cause appréciable ; mais elles peuvent être provoquées par les mouvements ou par une pression exercée sur les parties atteintes. Peu à peu, ces troubles s'accentuent, le malade voit sa marche devenir difficile et même impossible à cause des douleurs ; il lui semble qu'il marche sur des aiguilles ou sur des clous. Ces douleurs privent le malade de repos et de sommeil, et c'est ordinairement à cette période, qu'on pourrait appeler période d'état, qu'il vient consulter un médecin.

A l'examen méthodique et approfondi du malade, on observe des troubles de la sensibilité qui peuvent présenter de nombreuses variétés, suivant le siège et l'étendue des lésions des nerfs. On constate d'abord tous les troubles de la sensibilité subjective du début, en outre, différents troubles de la sensibilité objective.

Hyperesthésie : elle peut existe soit à la piqûre, soit à la température, soit au tact, voire même à ces trois modes de sensibilité réunis ; elle est plus accusée en certains endroits, formant des plaques d'une extrême sensibilité, par exemple sur les plantes des pieds ; le chatouillement de ces dernières provoque des douleurs violentes. Le simple attouchement de la peau produit de la douleur, les corps froids appliqués sur la peau donnent une sensation glaciale.

L'hyperesthésie cutanée peut s'accompagner d'une hyperesthésie musculaire et articulaire.

Les masses musculaires, surtout aux mollets, sont douloureuses à la pression. En fléchissant les jambes sur les cuisses, les pieds sur les jambes, on provoque des douleurs dans les articulations.

A côté de ces plaques d'hyperesthésie, on trouve des plaques d'hypoesthésie ou d'anesthésie aux trois modes de sensibilité.

La perversion de la sensibilité se constate fréquemment : la piqûre et le toucher produisent la sensation de brûlure, les corps froids paraissent chauds.

Comme troubles trophiques et de la sécrétion, on peut observer l'atrophie musculaire plus ou moins prononcée, le gonflement des jointures, l'exagération de la sécrétion sudorale, surtout à la plante des pieds et à la paume des mains.

Les réflexes tendineux sont le plus souvent abolis ou affaiblis, mais dans quelques cas exagérés.

Les réflexes cutanés sont généralement exagérés.

Signe de Lasègue bilatéral.

La pression au niveau de l'émergence des troncs nerveux est douloureuse.

Il n'y a pas de troubles sphinctériens; la rétention ou l'incontinence d'urine qu'on trouve quelquefois est produite par les douleurs.

Il n'existe pas de trépidation épileptoïde.

A l'examen électrique, les muscles ne donnent aucune réaction de dégénérescence; cependant ils peuvent présenter la diminution de l'excitabilité galvanique ou faradique.

Il n'y a pas de troubles oculaires, pas de signe d'Argyll Robertson.

Pas d'escharcs sacrées.

Pas de fièvre.

Les troubles intellectuels se manifestent quelquefois par l'affaiblissement de la mémoire. L'amnésie porte surtout sur les faits postérieurs au début de la maladie, le malade se rappelant bien des événements antérieurs à la maladie.

Naturellement, dans la polynévrite de cause alcoolique, on peut observer tous les troubles que provoque l'alcoolisme chronique : pituites, rêves, cauchemars, céphalées, délire, etc.

Si l'état douloureux dure assez longtemps, le malade arrive à un état de cachexie et de consomption.

CHAPITRE III

Diagnostic. — Pronostic.

Diagnostic. — On peut faire une erreur de diagnostic en confondant la polynévrite sensitive avec le tabes au début. En effet, les premières manifestations du tabes consistent en douleurs fulgurantes, lancinantes dans les membres, et en troubles de la sensibilité générale.

Mais ce qui fait la différence de ces deux maladies, c'est l'existence des troubles oculaires, principalement du signe d'Argyll Robertson dans le tabes, alors que dans la polynévrite, ces troubles ne se rencontrent jamais.

L'étiologie et l'évolution ne présentent pas non plus le même tableau.

On peut encore se méprendre, et quelques-unes de nos observations en font foi, en prenant les manifestations douloureuses de la polynévrite pour des accidents rhumatismaux. Une pareille erreur est facile à commettre, lorsque avec les douleurs dans les membres coïncident des tuméfactions douloureuses des jointures. Mais l'enquête sur les antécédents du sujet et l'examen des troubles de la sensibilité subjective et objective mettront sur la piste de la véritable nature des accidents.

Le diagnostic avec les autres formes de polynévrite ne présente pas une grande difficulté. Dans la forme motrice, ce sont les troubles moteurs qui prédominent : paralysie des membres, pieds et mains ballants, atrophie musculaire, signe de dégénérescence musculaire à l'examen électrique.

La forme mixte présente l'association de troubles moteurs et de troubles sensitifs ; elle est d'ailleurs de toutes la plus fréquente.

La quatrième forme, la tabétique, présente une analogie clinique avec le tabes à la période ataxique. Elle se différencie de la forme sensitive par la présence du signe de Romberg, de l'incoordination motrice et de la perte de notion de la position des membres.

Pronostic. — Le pronostic de la polynévrite à forme sensitive dépend essentiellement de la cause qui a donné naissance à cette affection. Il est évident que s'il s'agit d'une tuberculose avancée, d'un alcoolisme invétéré, la guérison du sujet est fort problématique. La polynévrite ne joue alors qu'un rôle secondaire ; les douleurs qu'elle produit viennent ici assombrir encore le tableau clinique et hâter la déchéance du malade.

Mais quant à la polynévrite en elle-même, elle est susceptible de s'amender et de disparaître, si l'on parvient à éloigner ou à supprimer la cause qui l'a fait naître : si par exemple il s'agit d'une auto-intoxication alimentaire ou bien si l'on peut persuader à un alcoolique de se corriger, etc.

Le pronostic de polynévrite à forme sensitive est donc en lui-même relativement bénin. La chose s'explique assez facilement, si l'on se rappelle la faculté des nerfs périphériques à se régénérer ; dès que la cause morbide est supprimée, il y a réparation des fibres dégénérées.

Mais, il faut tenir compte de l'état général du malade qui exerce une influence incontestable sur l'évolution et la durée des névrites, ainsi que de la fréquence des rechutes et des récidives qui peuvent survenir, si le sujet s'expose de nouveau à l'influence de l'agent qui a provoqué la maladie.

CHAPITRE IV

Traitement.

Prophylaxie. — En manière de prophylaxie le médecin est le plus souvent impuissant ; en tout cas, la prophylaxie consiste à atténuer l'influence de la prédisposition héréditaire ou acquise par une hygiène appropriée, à réveiller la nutrition des nerfs et des muscles par des frictions, des bains, du massage, de la gymnastique, à soustraire l'individu aux circonstances connues pour être des causes occasionnelles de polynévrites sensitives.

Traitement causal. — Quand la polynévrite dépend d'une intoxication, la suppression de la cause est la première condition à remplir ; si, d'autre part, la polynévrite a pour origine une auto-intoxication, venant du tube digestif, l'antisepsie et l'hygiène digestives doivent être observées.

Traitement symptomatique. — Pour combattre les douleurs, on aura recours à l'emploi de divers médicaments analgésiants : antipyrine, phénacétine, sels de quinine, salicylate de soude, qu'on pourra associer les uns aux autres. Mais leur emploi prolongé expose à des inconvénients et comporte même des dangers. Cela doit se dire surtout du médicament analgésiant, qui est à la fois le plus efficace et le plus prompt à produire ses effets, nous voulons parler de la morphine en injections sous-cutanées ; pour justifier son emploi, il faut être assuré qu'on n'arrive pas à calmer les douleurs avec les autres analgésiants (et encore à condition qu'il n'y ait pas de contre-indication à l'emploi de la morphine) parce que, en raison de l'état consomptif qui accompagne la polynévrite à forme sensitive, l'emploi de la morphine paraît plutôt contre-indiqué, sans compter les dangers de la morphinomanie.

Dans les derniers temps, on a préconisé contre les manifestations douloureuses l'injection de bleu de méthylène ; mais M. Raymond déclare ne pas connaître de fait prouvant la supériorité de l'action de ce médicament dans les cas de polynévrites douloureuses.

Contre l'insomnie on emploiera le chloral, le sulfonal, le trional. Quand il s'agira de combattre l'insomnie dans un cas de polynévrite alcoolique avec hallucinations de la vue, de l'ouïe, avec du délire, on aura recours au paraldéhyde.

La rétention d'urine qu'on observera quelquefois pourra nécessiter le cathétérisme de la vessie, qu'il faudra pratiquer avec toutes les précautions antiseptiques.

Traitement curatif. — L'électricité est un agent qui occupe, on peut le dire, la première place dans le traitement curatif des polynévrites. Mais il faut s'en servir avec beaucoup de ménagement. L'électricité doit être proscrite au début de la maladie, parce qu'elle aurait pour résultat d'exagérer les douleurs. Au contraire, elle est nettement indiquée, quand le processus morbide semble avoir épuisé son action ; dans ce cas, ce mode de traitement est efficace et favorise pour le moins la restauration des muscles atrophiés.

On se sert des courants voltaïques, des courants faradiques, de l'électricité statique et depuis quelque temps des courants alternatifs sinusoïdaux.

L'hydrothérapie et la massothérapie peuvent rendre des services ; mais on ne doit pas non plus y avoir recours dans la première période de la maladie.

Pour stimuler et favoriser la régénération des muscles et des nerfs, il faut prescrire une alimentation reconstituante, des frictions cutanées, des bains chauds.

OBSERVATIONS

Obs. 1 *(inédite,* due à l'obligeance de M. Raymond).

Le nommé M..., âgé de 40 ans, épicier, entré le 26 décembre 1900, salle Bouvier, lit n° 15.

Antécédents héréditaires. — Parents encore vivants, actuellement bien portants. Père âgé de 68 ans; mère, même âge approximativement (l'amnésie du malade est telle qu'il ne se rappelle pas exactement l'âge de ses parents).

Une sœur âgée de 32 ans, a été atteinte, il y a dix ans, d'une fièvre typhoïde grave.

Donc, aucun antécédent arthritique (sauf quelques varices chez la mère) ou nerveux dans la famille du malade.

Antécédents personnels. — Né à terme. Pas de convulsions infantiles ; a marché et parlé de bonne heure. Aucune maladie jusqu'au régiment; à ce moment le malade a contracté successivement la fièvre typhoïde et la dysenterie (il a fait son temps en Afrique); à la convalescence, survenue assez rapidement, le malade a été envoyé en congé en France, et en deux mois il s'est complètement remis et a pu finir son service sans encombre.

Depuis, le malade n'a fait aucune nouvelle maladie jusqu'en 1897 environ, date à laquelle remonte le début de sa maladie actuelle.

Avant comme après le régiment et jusqu'en 1889, le malade avait fait à peu près tous les métiers, successivement charretier, laboureur, camionneur, etc. A partir de 1894, c'est-à-dire il y a six ans, il se met à travailler dans une petite épicerie dont il est aujourd'hui propriétaire. A cette épicerie se joignait naturellement le commerce des vins et il semble bien, malgré les dénégations du malade, qu'il ait plus d'une fois à son comptoir tenu vaillamment tête à ses nombreux clients. « Pas de boissons alcooliques, seulement quelques absinthes, pas mal de byrrhs et de malagas, mais surtout du vin. » Le coup du matin et les coups divers de la journée étaient arrosés de vin blanc, quelquefois même d'eau-de-vie, le vulnéraire était réservé aux grandes circonstances et aussi aux jours de mauvais temps.

Le malade raconte qu'il y a douze ans il était tombé d'une voiture et s'était luxé deux côtes ; les douleurs occasionnées par ce traumatisme, très violentes en toute époque, mais surtout les jours de mauvais temps, étaient justement combattues par l'usage du vulnéraire. L'éthylisme du malade était d'ailleurs éclectique et le cidre, la bière, etc., alternaient fréquemment avec le vin et les liqueurs, aussi est-il très difficile d'exprimer quantitativement la somme des boissons absorbées en une journée.

Ce régime avait, il y a déjà longtemps, commencé à porter ses fruits, et déjà, il y a trois ans, le malade raconte qu'il dormait déjà mal, que des préoccupations professionnelles et des cauchemars troublaient fréquemment son sommeil. Cependant, à cette époque, il n'existait pas d'autres symptômes de l'intoxication chronique (pas de pituite matinale, pas d'anorexie, pas de douleurs gastriques, pas de tremblement, etc.).

Il y a trois ans, en 1897, la jambe gauche se met à enfler sans aucune cause apparente, elle devient douloureuse (les douleurs présentaient les mêmes caractères qu'aujourd'hui) et faible, au point que le malade est obligé de garder le lit. Cet état est traité par des bains locaux, et au bout de trois semaines la guérison semblait absolue ; cependant le D\ Cornet, qui avait soigné le malade, lui avait prédit le retour infaillible, à échéance prochaine, de pareils accidents.

Depuis cette époque jusqu'en novembre 1900, rien de nouveau, le malade continue son commerce comme par le passé, sans aucun accident, mais vers le 10 de ce mois, le malade éprouve, en rentrant chez lui le soir, des fourmillements très pénibles dans l'extrémité des doigts et des orteils, moins cependant dans ceux-ci qu'aux doigts ; aucun autre symptôme général ou local : en particulier pas de fièvre, pas de vomissement, pas de céphalée intense, etc.

Le malade se couche en espérant que le lendemain matin tout serait passé. Le lendemain matin, quand il veut mettre le pied à terre, il éprouve au moment où la plante des deux pieds touchait le sol une douleur tellement vive qu'il est obligé de se recoucher immédiatement. Les mains n'étaient pas précisément douloureuses, mais elles ne sentaient pas le contact. « Je ne sentais pas du tout, dit le malade, les objets que je prenais dans mes mains. » Un médecin, immédiatement appelé, pense simplement à une courbature et soigne le malade en conséquence. Cependant l'état du malade s'aggrave les jours suivants ; la douleur, nulle au repos, devient très intense par les mouvements volontaires ou provoqués, surtout au niveau des membres inférieurs ; l'hyperesthésie cutanée s'accentue rapidement, les jambes sont le siège d'une grande sensation de faiblesse. Le malade raconte que tous ces troubles prédominaient au niveau des mollets et des pieds ; aux membres supérieurs mêmes phénomènes, mais moins accentués. En même temps, et ce dès le début de la maladie, apparaissent des douleurs de tête violentes ; aucun signe de paralysie des nerfs crâniens ; troubles sphinc- tériens assez accentués (perte des urines et des matières) pendant les cinq ou six premiers jours. Le médecin prescrit, contre les douleurs et contre l'insomnie, de la morphine en injections, mais, au bout de deux mois environ, et comme l'état du malade, au lieu de s'améliorer, s'aggravait légèrement, il se décide à entrer à la Salpêtrière le 26 décembre 1900.

Le malade est marié, sa femme n'a jamais fait de fausses couches. Ils ont deux enfants actuellement bien portants : une petite fille âgée de 8 ans et un garçon âgé de 14 ans. Le malade nie toute maladie vénérienne. On ne relève dans son existence aucune trace d'intoxication chronique autre que l'éthylisme.

État actuel. — Membres inférieurs. — 1. *Sensibilité subjec- tive.* — Actuellement le malade n'éprouve plus ou presque plus de fourmillements aux pieds, mais il ressent quelquefois des crampes localisées aux pieds, survenant irrégulièrement, surtout la nuit, durant à peine quelques secondes et revenant quelques minutes après, prédominant au membre inférieur droit.

Hyperesthésie cutanée pas très intense, et surtout localisée : pour le membre inférieur gauche au mollet et à la face antérieure de la cuisse ; pour le membre inférieur droit, seulement au mollet.

Hyperesthésie profonde : la pression des masses musculaires de la cuisse et du mollet est douloureuse des deux côtés ; signe de Lasègue des deux côtés ; les mouvements des membres inférieurs déterminent quelques douleurs.

II. *Sensibilité objective.* — Membre inférieur gauche. — *Tact :* anesthésie absolue de la région plantaire ; sensibilité à peu près conservée sur le reste des membres.

Piqûre : anesthésie absolue de la région plantaire, hyperesthésie et erreur sur la nature de la sensation, le malade disant qu'on le brûle alors qu'on le pique, sur la face dorsale du pied et sur toute la jambe ; hyperesthésie à la piqûre, au niveau de la cuisse.

Température : quelquefois retards, mais pas d'erreurs de perception.

Membre inférieur droit. — *Tact :* anesthésie plantaire ; tout le reste du membre inférieur droit est normal.

Piqûre : anesthésie absolue de la région plantaire, presque absolue de la région dorsale du pied, normale sur tout le reste du membre inférieur droit.

Température : quelques retards, mais pas d'erreurs de perception.

III. *Sensibilité articulaire et musculaire.* — La sensibilité articulaire paraît intacte, mais elle est difficile à rechercher étant donné que la mobilisation des jointures arrache des cris au patient. La sensibilité musculaire paraît intacte : le malade ne perd pas ses jambes dans son lit (lorsqu'on les croise l'une sur l'autre, il sait bien indiquer laquelle des deux repose sur l'autre, etc.).

Donc : *Sensibilité subjective :* fourmillement et crampes, hyperesthésie cutanée et profonde.

Sensibilité objective : anesthésie plantaire au tact et à la piqûre.

IV. *Motilité.* — Membre inférieur gauche. Tous les mouvements semblent s'effectuer encore, sauf l'extension du pied sur la jambe, laquelle est extrêmement limitée dans son amplitude. Les autres mouvements ne sont limités, eux, que par la douleur qu'ils provoquent. Ils s'effectuent d'ailleurs sans grande force et l'on peut facilement étendre, fléchir, etc., les divers segments du membre les uns sur les autres, malgré la résistance du malade.

Membre inférieur droit. Les troubles de la motilité sont ici moins accentués, l'extension du pied sur la jambe s'effectue beaucoup plus complètement que du côté opposé, la résistance opposée par le malade aux différents mouvements provoqués est plus considérable que du côté gauche.

La marche et même la station verticale sont impossibles pour deux raisons : a) la douleur extrême qu'elles déterminent au niveau des pieds, et b) la faiblesse du membre inférieur. Il semble y avoir un léger degré d'ataxie dans les différents mouvements des membres inférieurs.

V. *Réflexes :*

a) *Tendineux.*

Membre inférieur gauche : tendon rotulien très diminué.

a) *Tendineux.*

Membre inférieur droit : tendon rotulien très diminué.

Signe de Babinski : immobile des deux côtés.

b) *Cutanés.*

Réflexe crémastérien normal.

b) *Cutanés.*

Réflexe crémastérien normal.

VI. *Troubles trophiques cutanés.* — Pas de refroidissement des extrémités, pas d'œdème des pieds.

VII. *Troubles musculaires.* — Atrophie diffuse des différents groupes musculaires des membres inférieurs ; pas d'atrophie de la région antéro-externe de la jambe, ni du mollet, ni de la région antérieure de la cuisse ; atrophie considérable du vaste interne du triceps.

Les mensurations.

	MEMBRE INFÉRIEUR GAUCHE		MEMBRE INFÉRIEUR DROIT	
Cuisse, tiers supérieur...	39 centim.		39 centim.	
— tiers moyen......	35	—	35	—
— tiers inférieur....	31	—	31	—
Jambe, tiers supérieur...	30	—	30	—
— tiers moyen	24	—	24	—
— tiers inférieur ...	20	—	20	—

MEMBRES SUPÉRIEURS. — I. *Sensibilité subjective.* — Quelques fourmillements dans les mains, mais beaucoup moins intenses qu'au début de la maladie. Pas de crampes, pas de douleurs dans les membres supérieurs.

Très peu d'hyperesthésie cutanée, mais une hyperesthésie profonde au moins aussi vive qu'aux membres inférieurs, réveillée par les mouvements et surtout par la pression des masses musculaires des avant-bras et des bras, et ce des deux côtés.

II. *Sensibilité objective.* —Membre supérieur gauche.— *Tact:* hyperesthésie nette de toute la face dorsale de la main ; les sensations tactiles sont tardivement perçues à la face palmaire de la main ; elles sont normales dans le reste du membre supérieur gauche.

Piqûre : Hyperesthésie de la face dorsale de la main ; le malade 1° éprouve un retard notable de perception : 2° ne peut localiser la sensation, bien qu'il l'ait perçue. La face palmaire est à peu près intacte. Sur tout le reste du membre supérieur gauche, hyperesthésie nette à la piqûre.

Température : normale.

Membre supérieur droit. — *Tact :* les sensations tactiles sont normales.

Piqûre : idem.

Température : idem.

En somme, aux membres supérieurs :

Sensibilité subjective : hyperesthésie profonde.

Sensibilité objective : hyperesthésie, *tact, piqûre :* face dorsale de la main gauche.

III. *Sensibilité articulaire.* — Normale.

IV. *Motilité.* — Membre supérieur gauche : tous les mouvements segmentaires s'effectuent presque normalement pour les bras et les avant-bras, faiblement au contraire au niveau des mains. Les mouvements de flexion, d'extension, de latéralité des doigts, les différents mouvements de la racine du pouce s'effectuent en effet sans aucune force.

Membre supérieur droit : mêmes résultats. Les différents mouvements des mains s'effectuent sans grande force, très difficilement, et en particulier les mouvements de latéralité des doigts sont très restreints dans leur amplitude. Les autres mouvements s'effectuent à peu près bien.

Peut-être existe-t-il une légère ataxie dans les différents mouvements volontaires des membres supérieurs.

V. *Réflexes tendineux :* du poignet, abolis des deux côtés; du coude, semblant à peu près normaux.

VI. *Troubles trophiques cutanés.* — Nuls actuellement. Il existe bien un certain état squameux de la peau de la main, mais 1° le malade dit qu'il préexistait à la maladie actuelle; 2° cet état serait en rapport avec la profession du malade.

VIII. *Troubles musculaires.* — Aux mains, atrophie : a) assez considérable du 1er interosseux dorsal; b) légère des autres interosseux; c) nulle au niveau des éminences thénars. Le reste des membres supérieurs présente une atrophie diffuse, sans localisation prédominante sur tel ou tel groupe musculaire.

MEMBRE SUPÉRIEUR GAUCHE		MEMBRE SUPÉRIEUR DROIT	
Bras tiers supérieur.	23 centim.	23 centim.	
— tiers moyen....	22 —	22	—
— tiers inférieur..	20 —	20	—
Avant-bras tiers supérieur.	21 —	21	—
— tiers moyen....	18 —	18	—
— tiers inférieur..	19 —	16	—

Tronc. — *Motilité :* le malade ne peut ni s'asseoir, ni se retourner dans son lit, ce depuis le début de la maladie.

Sensibilité : au tact et à la piqûre normale, hyperesthésie légère.

Troubles trophiques : pas d'eschares sacrées.

Cou. — *Motilité* normale.

Sensibilité : hyperesthésie à la piqûre et au tact.

Face. — *Motilité :* les différents muscles innervés par les faciaux semblent normaux ; les masséters normaux.

Sensibilité : hyperesthésie extrême au tact et à la piqûre surtout du côté gauche.

Reflexes : R. massétérins semblent augmentés.

Organes des sens. — Musculature externe des *yeux* normale ; pupilles égales, un peu dilatées. Pas de signe d'Argyll Robertson. Pas de rétrécissement périphérique du champ visuel. Il ne semble pas y avoir de scotome central.

Langue : motilité conservée.

Sensibilité spéciale : le malade, à qui on met une quantité suffisante de sulfate de quinine sur le côté droit de la langue, déclare que ce n'est pas mauvais ; au contraire, du côté gauche, il fait la grimace.

Odorat, ouïe : normaux.

Voile du palais : normal.

Pneumogastrique. — Pouls 80. Pas de tendance aux syncopes. Pas de signes de congestion pulmonaire.

Sphincters. — Incontinence des urines, des matières ; cependant quelquefois le malade sent qu'il a besoin d'aller, mais il ne peut se retenir.

Examen électrique. — *Membres supérieurs :* D R. partielle, très nette dans les deux éminences thénars, moins nette dans les deux éminences hypothénars, moins nette dans les intercostaux dorsaux, probable dans l'extenseur commun des doigts.

Pas de modification qualitative dans le biceps et le triceps.

Membres inférieurs : diminution de l'excitabilité faradique et galvanique dans le vaste interne, sans modification qualitative.

Diminution de l'excitabilité galvanique sans DR. dans le jambier antérieur.

DR. partielle dans l'extenseur commun des orteils.

DR. partielle dans le jumeau interne droit avec conservation de la contractilité faradique.

DR. moins nette dans le jumeau gauche, mais diminution plus accentuée des contractilités faradique et galvanique.

Troubles psychiques. — Le malade affirme qu'il a toujours autant de mémoire qu'au temps passé. Cependant, il est facile de constater un certain degré d'amnésie. C'est ainsi que le malade ne se rappelle pas le moins du monde, au début, avoir pris la potion qui lui a été prescrite, et cependant, voisins et personnel concordent à dire que la potion a été donnée et bue en plusieurs fois. Le malade à qui on fait remarquer ceci, déclare alors qu'il se souvient en effet, maintenant qu'on lui a dit, et avoue ainsi son trouble d'évocation des souvenirs.

Au point de vue de la localisation, l'amnésie ne semble pas être systématique : il n'y a pas d'oubli des noms propres, pas d'oubli d'une catégorie de faits donnés, etc. Il est difficile de dire si l'amnésie est rétro ou antérograde ; cependant, le malade semble avoir mieux conservé le souvenir des faits antérieurs au début de sa maladie, que des faits postérieurs. Il raconte avec précision ses souvenirs de régiment, il nomme sans hésitation les noms de ses officiers, et cependant il y a quinze ans environ qu'il a quitté le service. Depuis le début de sa maladie, quelques souvenirs manquent par ci, par là ; mais il n'y a pas eu de période nettement définie pendant laquelle la mémoire ait été absolument abolie. L'amnésie du malade serait donc plutôt antérograde, mais elle continue à se produire incomplètement d'ailleurs à propos des faits récents.

Au point de vue *forme*, la conservation des souvenirs semble intacte ; c'est seulement leur reproduction ou leur assimilation à la conscience du malade qui manque dans quelques cas.

Enfin, quant au *degré*, il s'agit surtout d'une amnésie *incomplète*. Il faut causer longtemps avec le malade pour percevoir un trou dans ses souvenirs, et encore dans ces cas semble-t-il s'agir plus d'un trouble dans l'évocation des souvenirs que de la perte de ces souvenirs proprement dits.

Les premiers jours de son entrée à l'hôpital, le malade présentait quelques symptômes de délire et d'agitation nocturnes. Les voisins racontent que vers le milieu de la nuit, le malade s'agitait, se découvrait, appelait sa femme, se croyait au milieu de ses occupations habituelles. Ce délire, d'ailleurs modéré, durait environ jusqu'à 3 heures ; il a à peu près complètement disparu.

Les facultés de jugement, d'affection, etc., du malade, semblent intactes ; cependant, il faut insister sur l'extrême apathie du malade.

ÉTAT GÉNÉRAL assez mauvais les premiers jours de son entrée.

TROUBLES GASTRO-INTESTINAUX. — Langue saburrale, chargée, haleine fétide, anorexie, douleurs intestinales ; cependant le foie n'est ni gros ni douloureux.

Céphalalgie.

Pas de *troubles pulmonaires* actuellement.

Cœur, vaisseaux : normaux.

Urines : ni sucre, ni albumine.

Pas de fièvre. Amaigrissement notable depuis le début de la maladie actuelle.

Le malade a suivi le traitement par l'électricité statique.

Au mois de mars, il est venu à la Salpêtrière complètement guéri.

OBS. II (*personnelle*, recueillie dans le service de M. RAYMOND).

M. M..., âgé de 38 ans, employé de chemin de fer.

Antécédents héréditaires. — Père mort à 76 ans, d'asthme ; mère morte à 52 ans, d'une cachexie probablement cancéreuse.

Antécédents personnels. — Pas de maladies graves antérieures. Le malade a toujours été nerveux, excitable. Il a trois enfants très bien portants. Pas de fausses couches chez la femme.

Pas d'excès alcoolique chez le malade ; il prenait en moyenne deux litres de vin par jour.

En 1890, le malade a eu un eczéma purulent sur le bras gauche, dont il a été guéri après traitement.

Depuis 1892, le malade s'est beaucoup fatigué ; il avait alternativement un mois de service de jour et un mois de service de nuit, et, comme il le faisait dans son pays, il s'occupait en même temps de la culture des vignes, se surmenait beaucoup, et prenait ses repas irrégulièrement.

Au mois de février 1901, apparaît un eczéma généralisé, et, au mois de mars, un furoncle qui suppure et enlève tout sommeil au malade ; pour dormir il prend de hautes doses de chloral et d'opium.

Au commencement du mois d'avril 1901, le malade ressent des engourdissements et des fourmillements dans les pieds et dans les mains ; il a tout le temps une sensation de froid aux pieds ; pour les réchauffer il met des bouillotes d'eau chaude. Quelque temps après, il ressent des douleurs lancinantes dans les jambes et dans les pieds ; quand il marche, il lui semble qu'il marche sur des clous ; en même temps, il ne sent pas bien sur quoi il marche ; il éprouve aussi des douleurs dans les mains, mais ces douleurs sont moins prononcées que dans les pieds. Les mains sont surtout engourdies et le malade ne sent pas bien les objets qu'il prend. Quand il se lave les mains, l'eau lui semble glaciale, et, si l'eau est tiède, elle lui paraît bouillante. A aucun moment il n'a eu ni fièvre, ni troubles sphinctériens, pas de troubles intellectuels, ni de délire.

Comme les douleurs ne passaient pas, le malade vient consulter à la Salpêtrière au commencement du mois de juin 1901.

État actuel. — Le malade est amaigri. A l'examen détaillé de la sensibilité on trouve :

Membres inférieurs :

I. *Sensibilité subjective.* — Sensation d'engourdissement et de fourmillements dans les pieds ; quand on le fait marcher, il lui semble qu'il marche sur des aiguilles.

Il présente une hyperesthésie cutanée ; quand il frotte les pieds l'un contre l'autre, il a la sensation de brûlure. Les masses musculaires sont douloureuses à la pression.

II. *Sensibilité objective.* — *Piqûre* : hyperesthésie à la partie inférieure des jambes ; erreur sur la nature des sensations : à la plante des pieds, la piqûre produit la sensation de brûlure.

Tact : hyperesthésie aux mollets ; aux pieds, le toucher produit la sensation de douleur.

Température : hyperesthésie.

III. *Réflexes.* — Rotuliens, achilliens : abolis.

Réflexes cutanés : diminués.

IV. *Troubles trophiques.* — Sueurs exagérées, surtout aux talons.

Masses musculaires des mollets et des cuisses un peu molles, atrophiées, surtout du côté gauche.

Signe de Lasègue bilatéral.

La force musculaire est un peu diminuée.

Membres supérieurs. — Engourdissements et fourmillements dans les mains et les avant-bras. Le malade ne sent pas les objets qu'il prend.

I. *Sensibilité objective.* — *Piqûre* : hyperesthésie aux poignets ; à la main droite la piqûre produit la sensation de brûlure.

Tact : hyperesthésie au bout des doigts et aux faces palmaires.

Température : hyperesthésie.

II. *Réflexes.* — Les *réflexes* des coudes et des poignets persistent très affaiblis.

III. *Troubles trophiques.* — Sueurs exagérées à la face palmaire des deux mains.

Le malade marche difficilement à cause des douleurs.

Pas d'incoordination de la marche, même les yeux fermés ; pas de signe de Romberg.

Pieds non ballants.

Il lui est difficile de se soulever de dessus sa chaise, mais il y parvient.

Odorat et *goût*, normaux.

Pas de *troubles visuels*, pas de diplopie, pas de signe d'Argyll Robertson, les pupilles réagissent très bien.

La mémoire est conservée.

EXAMEN ÉLECTRIQUE. — Aucune trace de DR. aux membres supérieurs, ni aux membres inférieurs ; pas d'altération notable au point de vue quantitatif, ni faradique, ni galvanique.

Urines. — Pas d'albumine, ni de sucre.

On lui prescrit comme traitement l'électricité.

24 juin. L'état du malade s'est beaucoup amélioré, les douleurs sont notablement diminuées ; il continue à suivre le traitement par l'électricité.

OBS. III. — (In RAYMOND, Leçons cliniques, 2e série.)

Voici un premier exemple de cette forme douloureuse et cachectique de la polynévrite alcoolique.

Il concerne une femme de 42 ans, gérante d'un débit de vins. Les renseignements que nous avons pu nous procurer sur les antécédents pathologiques héréditaires et personnels ne nous ont rien appris de particulier. La seule circonstance à relever dans le passé de cette femme est celle-ci : depuis longtemps Mme X... était en quelque sorte contrainte à faire des excès quotidiens de boissons alcooliques « pour pousser à la consommation », ainsi qu'elle nous l'a déclaré spontanément.

Depuis cinq ans déjà, elle était sujette à des engourdissements dans les jambes, à des crampes dans les mollets ; en outre, la marche lui occasionnait des douleurs dans ces mêmes parties. Un médecin, qu'elle avait consulté, avait porté le diagnostic de rhumatisme, retenez bien ce détail.

Le traitement anodin, qu'il prescrivit à la malade, resta sans effet. Voire que la recrudescence des douleurs obligea finalement la malade à s'aliter. Elle consulta d'autres médecins, et ceux-ci lui déclarèrent qu'elle était atteinte d'une affection de la moelle. On lui prescrivit un traitement en conséquence, notamment des pointes de feu.

Or, à l'époque dont je vous parle, M^{mo} X... ressentait, en outre, des sensations anormales de chaleur et de froid, et des douleurs violentes dans les mollets. Elle présentait des points douloureux au niveau des têtes des péroniers, au niveau des muscles soléaires, du creux poplité, des malléoles.

Actuellement, ce qui domine chez cette femme ce sont les troubles de la sensibilité ; de troubles moteurs il n'en existe pas à proprement dire. En effet, la force musculaire est conservée à peu près intacte aux membres supérieurs et inférieurs autant qu'on en peut juger d'après la résistance opposée par la malade aux mouvements passifs imprimés à ses membres. Vous remarquerez ainsi qu'elle ne steppe **pas** en marchant. A vrai dire, sa démarche n'est pas assurée, elle ne pose pas les pieds franchement sur le sol, et, en le faisant, elle trahit une certaine angoisse.

C'est que le contact du pied avec le sol la fait souffrir ; il lui semble alors qu'on lui enfonce des milliers d'épingles dans les chairs. Chose assez bizarre, l'examen de la sensibilité objective dénote à la plante du pied, comme aussi à la face dorsale, une diminution assez considérable de la sensibilité ; pour peu qu'on appuie avec le doigt sur la peau de ces régions, on développe de la douleur. Vous avez là devant vous un exemple de ce qu'il est convenu d'appeler du nom d'anesthésie douloureuse. Celle-ci se retrouve d'ailleurs sur toute l'étendue des jambes, jusqu'au genou ; les mollets sont particulièrement douloureux à la pression. En remontant le long des cuisses, on retrouve des conditions normales de sensibilité.

Je vous ferai remarquer aussi que le soulèvement de la jambe en maintenant l'extension — manœuvre qui équivaut à une élongation des sciatiques — occasionne à la malade de violentes douleurs sur le trajet de ces nerfs (signe de Lasègue). Ce n'est pas tout.

La malade accuse des douleurs spontanées constrictives au niveau des mollets et aux cous-de-pied. De temps en temps elle éprouve aussi des douleurs térébrantes dans les masses musculaires des jambes.

La malade a ressenti jadis de vives douleurs dans les mains.

Remarquez enfin que les réflexes rotuliens sont conservés et que les réflexes cutanés sont empreints d'une exagération manifeste, qu'il n'existe d'autre part ni atrophie musculaire, ni modifications des réactions électriques. »

Obs. IV. — (In RAYMOND, *Leçons cliniques.*)

« Voici un malade qui exerce la profession de garçon laitier. Il est âgé de 27 ans. Au mois de janvier dernier il a subi, d'après ce qu'il raconte, un empoisonnement d'origine alimentaire. Il a été pris de désordres gastro-intestinaux graves après avoir mangé du bœuf à la sauce piquante, qu'on avait conservé pendant plusieurs jours dans une casserole en cuivre. Pendant trois jours il a eu de la diarrhée et des vomissements, malgré qu'on l'eût mis au régime lacté. Après un intervalle de cinq jours, les vomissements l'ont repris, accompagnés de coliques. Puis il a ressenti des fourmillements dans les pieds ; il s'est aperçu que quand il était debout il n'avait plus la sensation du contact de ses pieds avec le sol ; la marche lui est devenue pénible en raison de la faiblesse des jambes.

C'est dans cet état qu'il est entré à l'hôpital Tenon le 11 février suivant. Il a séjourné dans cet hôpital jusqu'au 1er avril, et il a passé la quinzaine suivante à l'hospice de Vincennes. En sortant, il était de nouveau en état de reprendre ses occupations. N'empêche qu'il ressentait toujours de la faiblesse dans les jambes et qu'il avait de la peine à tenir les objets dans ses mains.

Par moment, il avait encore des fourmillements dans les mains, dans les jambes et dans les pieds.

Le malade s'est fait admettre dans le service, il y a déjà quelques semaines. La faiblesse des membres inférieurs s'était accentuée. Vous voyez que ses cuisses, ses jambes sont amaigries à droite plus qu'à gauche, qu'il n'existe pas d'atrophie plus marquée dans certains groupes de muscles que dans d'autres. Il n'existe pas non plus de troubles bien nets de la sensibilité objective. Les réflexes rotuliens sont abolis.

Un premier examen électrique pratiqué le 8 mai dernier a fait constater une diminution de l'excitabilité faradique et galvanique des muscles des cuisses, plus prononcée à droite. Qualitativement, les réactions électriques étaient, à peu de chose près, normales ; c'est tout au plus si, dans quelques muscles, les contractions se produisaient avec une certaine lenteur. Aux membres supérieurs également, il existait une diminution manifeste de l'excitabilité électrique, mais sans la moindre trace d'une modification qualitative. Ce malade a été traité par l'électrisation statique. Aujourd'hui 19 juin, son état s'est notablement amélioré. Il ne ressent plus de fourmillements ; il se sent plus de vigueur dans les jambes ; les membres inférieurs ont gagné en volume. Le dernier examen électrique pratiqué le 8 juin a donné à peu près les mêmes résultats que ceux que vous connaissez. »

Obs. V. — (In Raymond, *Leçons cliniques*, 2ᵉ série.)

« C'est un ancien épicier de 57 ans. Son père était obèse ; sa mère était une femme irascible. Un de ses frères est mort à l'âge de 26 ans ; une année auparavant, il avait été frappé de folie, à la suite d'un chagrin d'amour. Cet homme s'est marié à l'âge de 25 ans. Jusque-là il avait légèrement abusé de la masturbation. Il n'a pas fait d'autres excès. Il a joui d'une santé parfaite jusqu'à l'âge de 41 ans, jusqu'en l'année 1888.

A cette époque, il rentrait de faire une longue course par un temps très froid lorsqu'il dut s'aliter ; il ressentait dans les genoux, dans les deux gros orteils et dans les deux pouces des douleurs extrêmement violentes. Il garda le lit un mois ; au bout de ce temps, il était débarrassé de ses douleurs.

Vraisemblablement, cet homme était déjà atteint du diabète, à l'époque dont je vous parle, car il était tourmenté par une soif très intense.

En 1883, à la suite d'une coupure légère au pouce droit, le malade a eu un phlegmon gangréneux, qui a évolué très lentement, et qui a laissé à sa suite une cicatrice. Voilà évidemment un autre épisode de l'affection diabétique dont est atteint le malade. A la même époque, les manifestations douloureuses ont fait un retour offensif sous forme de douleurs à l'anus et aux parties génitales, douleurs intenses, continues, que n'influençait pas le fonctionnement des organes qui en étaient le siège. Dans la suite, l'état du malade est allé en s'aggravant.

L... est devenu en proie à une polyphagie et à une polydipsie insatiables. Il absorbait jusqu'à 15 litres de boisson dans les vingt-quatre heures. L'analyse des urines a démontré qu'il rendait 84 gr. de sucre dans le même espace de temps.

Malgré son colossal appétit, le malade était abattu ; sa jouissance génitale avait considérablement baissé.

Tout cela rentre bien dans le programme du diabète.

Plus tard une amélioration est survenue ; et en 1893, le malade pouvait encore aller à la chasse ; il n'éprouvait plus de douleurs d'aucune sorte.

Dans le courant de cette même année, les douleurs l'ont repris ; cette fois elles avaient pour siège la colonne vertébrale. Elles étaient presque continues, avec des exacerbations nocturnes. Elles étaient accompagnées d'une céphalalgie qui augmentait également la nuit. Le malade a dû s'aliter en 1894, à la suite d'une poussée d'anthrax, puis il a de nouveau traversé une phase d'amélioration.

Les douleurs ont de nouveau presque complètement disparu.

·Depuis quelques semaines, le malade est devenu sujet à des douleurs fulgurantes en différentes parties du corps, qui reviennent plusieurs fois par jour ; elles ne durent chaque fois que quelques secondes. Ces douleurs persistent.

Vous remarquerez, en examinant le malade, que la partie supérieure du corps, qui est celle d'un homme obèse, contraste avec l'aspect des membres inférieurs qui sont amaigris. La force musculaire est intacte aux cuisses et aux jambes. Aux pieds elle paraît être un peu diminuée ; toutefois l'examen de ces parties est gêné par un œdème considérable, qui a dû vous frapper à première vue. Vous voyez que l'amplitude des mouvements de flexion et d'extension des pieds est réduite à presque rien. Je vous ferai remarquer ensuite que les membres inférieurs sont frappés d'un amaigrissement en masse; il n'y a pas à proprement parler d'atrophie musculaire. Les réflexes tendineux sont normaux à droite, un peu affaiblis à gauche; les réflexes cutanés sont exagérés. Les mouvements qu'on fait exécuter au malade, dans le décubitus dorsal, ne traduisent pas le moindre degré d'incoordination motrice. La démarche est un peu indécise; de plus, le malade ne peut se tenir à cloche-pied. L'examen de la sensibilité subjective et objective a donné des résultats intéressants à noter. Il existe chez cet homme une hyperesthésie plantaire très prononcée. Par ailleurs nous constatons une hyperesthésie des parties profondes. Vous voyez que les masses musculaires, mais surtout les muscles des mollets, sont très douloureuses à la pression.

De même toute pression exercée sur le trajet d'un nerf est douloureuse aux membres inférieurs. Sur le dos du pied droit et sur la face antéro-interne de la jambe droite, sauf dans une petite zone supérieure et interne, la sensibilité à la douleur, au tact et aux impressions thermiques est abolie ou amoindrie. Le degré de cette anesthésie va en diminuant de bas en haut. Nous trouvons cette anesthésie généralisée, mais à un degré beaucoup plus faible, sur toute l'étendue du dos, de la nuque et de la partie postérieure du crâne. Enfin à la partie postérieure du membre supérieur et, à un degré beaucoup plus faible, à la partie antérieure de ce membre, nous constatons de l'analgésie avec un peu de diminution de la sensibilité aux impressions de chaud; la sensibilité au tact et la sensibilité au froid sont normales dans ces parties.

Le sens musculaire est intact partout.

Pour en finir avec ce qui a trait aux troubles de la sensibilité, je vous rappelle que cet homme est sujet à des douleurs fulgurantes. Ces douleurs presque continues siègent entre les épaules, au niveau du sacrum, du bas-ventre, des parties génitales et du rectum.

En fait d'autres manifestations pathologiques, je n'ai à vous

signaler qu'un peu de faiblesse musculaire aux membres supérieurs, un peu de ptosis à droite, une légère parésie du droit interne
de ce même côté (diplopie croisée). La pupille droite est un peu plus
dilatée que la gauche. Il n'y a pas de troubles de l'accommodation,
pas d'anomalie du fond de l'œil. »

Obs. VI.— (Henry Dufour, *Revue neurologique*, 1900.)

Mlle E. P... est âgée de 30 ans ; elle est née à terme sans incident,
mais avec un passé héréditaire qu'il importe de signaler. Son père,
mort à 72 ans, était alcoolique ; il buvait régulièrement, et, suivant
une expression imagée, se trouvait toujours entre deux vins. La
mère, encore vivante, présente les attributs de la névropathie qui
s'est traduite par des crises de nerfs.

Des quatre enfants issus de cette union, il ne reste qu'une fille
en bonne santé et notre malade. Une fille est morte en bas âge de
la variole ; un garçon, de tuberculose pulmonaire, à 36 ans ; et il
faut noter qu'il a vécu dans le milieu familial.

E. P... a donc recueilli en naissant l'hérédité éthylique de son
père, le terrain névropathique de sa mère ; elle a trouvé à sa portée,
pendant son développement, le germe tuberculeux par la cohabi-
tation avec son frère. Or, ce sont ces trois facteurs, prédisposition
nerveuse, alcoolisme et tuberculose qui, on le sait, contribuent
souvent par leur réunion à léser les nerfs périphériques. C'est là
un exemple de cette complexité des causes sur laquelle M. le professeur Joffroy insiste tout spécialement.

Mais ici l'alcoolisme, facteur sur lequel on peut avoir prise par
la suppression du toxique, lorsqu'il s'agit d'intempérance personnelle, était héréditaire. La malade a néanmoins apporté son élément personnel sous forme de surmenage. Toujours debout,
montant et descendant sans cesse les escaliers, par obligation
professionnelle, elle a fatigué surtout ses membres inférieurs et
localisé plus spécialement ses névrites à leur niveau.

E. P... a eu, à l'âge de 24 ans, une légère pleurésie du côté droit; c'est son seul antécédent morbide personnel. Mais, en l'examinant attentivement, elle présentait, en juin 1899, un peu de submatité au sommet droit du poumon et en arrière, et quelques légers craquements à l'auscultation, phénomènes qui se sont amendés dans la suite. La région cervicale antérieure et sous-maxillaire chez cette femme est remplie de nombreuses glandes, grosses comme une amande ; d'autres un peu moins volumineuses. Ces ganglions sont apparus à l'âge de 22 ans, ont persisté depuis cette époque et, par leur aspect clinique, ne laissent aucun doute sur leur nature tuberculeuse.

Maladie actuelle. — La maladie actuelle remonte à l'année 1897. Elle se manifeste alors sous forme de douleurs dans les mollets, dans les cuisses ; douleurs musculaires ressenties seulement pendant la marche au début, un peu plus tard pendant la marche et à la pression des masses musculaires ; plus tardivement encore, elles ont été spontanées, diurnes et nocturnes. Ce dernier caractère a été fort passager. Jamais les douleurs n'ont occupé les articulations. Elles ont été du type fulgurant quelquefois, excruciantes, lancinantes, comparées à des piqûres, des serrements, des tiraillements dans les nerfs, sans jamais être fixes dans leurs manifestations. Elles sont survenues par crises dès les premiers mois de l'affection, mais peu à peu les rémissions ont été écourtées pour disparaître au commencement de l'année. Aussi le repos absolu a dû être gardé.

Le signe sur lequel nous insistons tout particulièrement, c'est que ces douleurs ont toujours été produites ou accrues par la marche, et encore aujourd'hui, où l'amélioration est très notable, l'effort musculaire, développé par la marche, ne peut être continué au delà d'un certain temps. L'impotence se traduit par du dérobement des jambes, contre lequel il n'y a pas à lutter.

En traduisant médicalement les explications qui nous ont été fournies, il semble qu'il y ait du côté des membres inférieurs une sorte de phénomène d'arrêt ou d'inhibition passagère.

Les bras sont touchés, eux aussi, mais peu en comparaison des jambes, et les douleurs n'y ont jamais acquis la même intensité..

Les régions dorsales épineuses et latéro-vertébrales sont hyper-sensibles par intermittence.

Au niveau de la mâchoire inférieure, il y a eu tout à fait au début une légère difficulté d'ouverture qui ne tenait nullement à des arthrites temporo-maxillaires. Les yeux, actuellement en bon état, auraient présenté, il y a un an, d'après les récits de la malade, quelques troubles accommodatifs (difficulté de la lecture).

Les réflexes rotuliens et du poignet sont exagérés. Comme autres signes, on note des frémissements, des soubresauts musculaires; la peau, au niveau des cuisses, a été, à différentes reprises, hyper-esthésique et douloureuse au plus léger contact. Il y a des sen-sations de chaleur ou de refroidissement du côté des membres inférieurs ; et, du côté des bras et des mains, des phénomènes vaso-moteurs et trophiques, sous forme de sensations d'engourdis-sement, de doigt mort, ou de rougeurs douloureuses spontanément et à la pression, laissant quelquefois à leur suite une légère teinte bleuâtre ecchymotique. Il n'y a pas de troubles sphinctériens, pas de trépidation épileptoïde, pas de signes de Romberg, ni d'Argyll; pas de zones d'anesthésie, pas de dissociation des sensibilités, pas de déformation de la colonne vertébrale, pas de paralysie motrice. La résistance musculaire est intacte.

M. le Dr Huet, dont on connaît toute la compétence en matière d'examen électrique, n'a trouvé aucune indication d'altérations neuro-musculaires, sauf peut-être pour le muscle vaste interne du côté gauche où l'on a au courant galvanique N F C $\overline{\overline{>}}$ P F C.

En résumé, on est en présence d'un état musculaire violemment douloureux, généralisé, sauf aux muscles de la poitrine et de l'abdomen et plus marqué aux membres inférieurs. Cet état dou-loureux est réveillé par la pression et la marche, et n'a pas d'élec-tion spéciale sur le trajet des gros troncs nerveux.

L'évolution de cette affection est favorable. Depuis le mois de septembre 1899, après une cure thermale à Bourbonne-les-Bains et un traitement par l'acide cacodylique encore continué, l'améliora-tion est considérable. Le repos est intervenu, lui aussi, pour une très grande part ; la malade souffre beaucoup moins, et elle prévoit le moment où elle pourra travailler (1).

Oʙs. VII (*Résumée ;* GUDDEN, *Arch. f. Psych.*, 28, 1896).

Le nommé X..., cocher, âgé de 39 ans, marié. Entré à l'hôpital le 9 décembre 1891.

Le malade boit depuis des années, surtout de l'eau-de-vie.

Depuis deux semaines il garde le lit, il se plaint de faiblesse des jambes et de douleurs au toucher. Délire de temps en temps. Pas de diplopie, pas de strabisme. La mémoire est affaiblie déjà depuis longtemps.

État actuel. — Le malade est très amaigri. La peau est moite. Réflexes lumineux et à l'accommodation absolument normaux. Motilité de l'œil complètement conservée. Signe de Westphal des deux côtés. Force motrice de tous les membres très affaiblie. La démarche est incertaine, hésitante. Pas de signe de Romberg. Les extrémités des orteils sont parfois tombantes. La vessie fonctionne normalement. Le malade s'affaiblit de plus en plus. On observe par moments des troubles psychiques.

Mort par faiblesse du cœur. A l'autopsie, les nerfs des membres supérieurs sont presque intacts ; aux membres inférieurs, quelques fibres dégénérées.

Oʙs. VIII (*Résumée ;* GUDDEN, *Arch. f. Psych.*, 28, 1896).

Robert M..., né en 1851, marié, polisseur de meubles, entré à l'hôpital le 11 juillet 1893.

Antécédents héréditaires. — Père alcoolique.

Antécédents personnels. — Boit beaucoup depuis plusieurs années, souffre depuis 1888 de convulsions épileptiques. Ne tra-

_____

(1) La malade n'est pas alcoolique.

vaille presque plus. Avait été déjà à l'hôpital quatre fois, pour épilepsie et délire alcoolique.

Après quelques jours de séjour à l'hôpital, le malade se plaint de douleurs lancinantes, il se sent affaibli, il pleure souvent sans cause aucune, il ne s'exprime pas d'une façon claire, ne répond bien aux questions qu'après un temps assez prolongé. La mémoire est affaiblie, surtout en ce qui concerne des événements récents ; il délire un peu la nuit.

Vient le moment où apparaît une hyperesthésie cutanée généralisée. Le malade crie dès qu'on le touche ; il ne supporte pas même le contact des draps.

21 août : mort.

Autopsie. — Légères lésions des nerfs périphériques des membres supérieurs ; névrite segmentaire.

Obs. IX (*Résumée* ; Pitres et Vaillard. *Revue de méd.*, t. VI, 1886).

Maria P..., âgée de 23 ans, domestique, a toujours joui d'une bonne santé jusqu'en 1881. La malade a eu deux accouchements à terme. Obligée de travailler pour vivre, elle se surmène.

A bout de forces, entre à l'hôpital en 1885 pour une tuberculose pulmonaire confirmée. Indépendamment des phénomènes locaux ou généraux liés à l'évolution de la tuberculose, la malade accuse des troubles très accentués de la sensibilité au niveau des membres inférieurs, dont le début remonte à plusieurs mois ; elle éprouve des douleurs excessivement pénibles. En même temps la peau des jambes est le siège d'une telle exagération de la sensibilité que la malade redoute le plus léger contact. L'hyperesthesie s'étend à la plante des pieds, et remonte vers la racine des cuisses. La motricité est intacte dans les membres inférieurs, il n'existe aucun trouble trophique cutané.

Cet état persiste jusqu'à la mort.

L'autopsie ne révèle aucune altération appréciable de la moelle ni des méninges. A l'examen histologique, les nerfs des membres présentent des altérations profondes.

Obs. X (*Résumée* ; Pitres et Vaillard, *Revue de méd.*, 1886).

Léonie Sylv.., journalière, âgée de 28 ans, entre à l'hôpital le 20 novembre 1885, présentant tous les signes d'une phtisie pulmonaire avancée dont le début paraît remonter à 2 ans environ.

Le 20 décembre, la malade commence à éprouver dans les jambes des douleurs excessivement vives, fulgurantes ou dilacérantes, accentuées surtout au niveau des malléoles et accompagnées de fourmillements à la plante des pieds. Deux jours après, la peau des membres inférieurs est douloureuse au toucher, principalement au niveau des malléoles.

Le 20 décembre, les douleurs fulgurantes se sont progressivement atténuées ; l'hyperesthésie cutanée, au contraire, a pris une intensité de plus en plus grande. Le pincement, le contact des poils, un souffle léger suffisent à produire, principalement sur les membres inférieurs, des douleurs d'une extrême acuité.

La sensibilité au toucher est intacte.

L'impression du froid est très pénible. Sens musculaire conservé. Réflexe plantaire plus marqué à droite qu'à gauche. Réflexe rotulien diminué à droite, exagéré à gauche. Réflexe de Rosenbach aboli. Œdème des deux jambes.

Au mois de janvier, l'état général s'aggrave et la malade meurt.

A l'autopsie, le cerveau, la moelle et les méninges ne présentent absolument aucune altération.

Les nerfs des membres inférieurs présentent des altérations.

Obs. XI (*Résumée* ; Pitres et Vaillard, *Revue de méd.*, 1886).

Victoria R...; âgée de 35 ans, journalière, entre à l'hôpital le 19 novembre 1885, pour une phtisie chronique.

Le début de l'affection paraît remonter à deux ans environ.

Quatre ou cinq mois avant son entrée à l'hôpital, la malade a commencé à éprouver certains troubles de la sensibilité dont l'intensité s'accentue progressivement ; c'était au début une sensation d'endolorissement dans les membres inférieurs. A ces douleurs vagues s'ajoutèrent des fourmillements.incessants au niveau de la plante des pieds, des malléoles et des mollets. La marche devenait très pénible. Puis survinrent des douleurs très vives dans le jambes, les pieds et les cuisses.

Au moment d'entrer à l'hôpital, ces phénomènes douloureux ont perdu de leur intensité, mais il en existe d'autres dont l'intensité est très accusée.

La.peau des membres inférieurs est le siège d'une hyperesthésie excessive, plus particulièrement prononcée au voisinage de l'articulation du genou, des malléoles et dans la région plantaire. La pression des nerfs sciatiques et plantaires est extrêmement douloureuse.

Les espaces intercostaux sont douloureux spontanément et à la pression. Il en est de même du membre supérieur gauche. Il n'existe aucun trouble trophique cutané.

Mort le 12 décembre 1885.

A l'autopsie, les méninges cérébrales et rachidiennes ne présentent aucune lésion ; le cerveau et la moelle sont dans un état de parfaite intégrité.

Les nerfs des membres inférieurs sont altérés.

Obs. XII. — (Lancereaux, *Leçons de clinique médicale*, 1879-1898.)

La nommée Désirée D..., âgée de 52 ans, blanchisseuse, couchée au n° 16 de la salle Lorain. Buveuse depuis l'âge de 21 ans, elle a la figure violacée et bouffie, la langue et les mains tremblantes, l'œil triste et éteint. Elle offre une analgésie complète des deux membres inférieurs, remontant jusqu'à la racine de la cuisse ; on peut lui pincer la peau, la lui tordre, la lui traverser avec une épingle sans qu'elle accuse la moindre douleur. Et cependant ses membres insensibles aux excitations provoquées sont le siège de douleurs spontanées intolérables. Ces douleurs qui d'abord ne se montraient que la nuit et réveillaient la malade en sursaut, plus tard, devinrent continues et horriblement pénibles. Tantôt c'étaient de vraies décharges électriques partant du genou et s'irradiant vers les orteils, tantôt une sensation étendue de brûlure comme si le membre eût été plongé en entier dans l'eau bouillante. Il existe un degré notable de parésie musculaire.

Obs. XIII. — (Lancereaux, *Leçons de clinique médicale,*
1879-1891.)

Au n° 26 *bis* de la salle Piorry se trouve le nommé R..., âgé de 43 ans, exerçant la profession de mégissier. Fils d'un père buveur de vin et d'une mère nerveuse, ce malade a contracté l'habitude de l'absinthe en Afrique où il est resté trois ans. Là il se serait livré à de vraies orgies, buvant jusqu'à un demi-litre par jour de cette liqueur.

Il n'a jamais pu résister à ses habitudes et il absorbe encore quotidiennement de 1 à 5 verres d'absinthe. Depuis longtemps il a des crampes la nuit et des pituites vers le matin. Son sommeil est troublé par des cauchemars affreux, dans lesquels il se voit poursuivi par des animaux fantastiques. Il éprouve de violentes douleurs dans les membres, surtout le matin, et il tousse depuis un an. Sa stature est élevée, son système osseux très développé.

Cet homme, des plus robustes, a perdu l'appétit et maigri depuis trois mois, de telle sorte que si l'on vient à passer rapidement la pulpe du doigt sur son thorax, les muscles se soulèvent et font la corde. Sa physionomie a quelque chose d'étrange; l'œil est fixe, brillant et humide, les pommettes colorées, le front couvert de sueur.

Dès qu'il parle, les muscles de la face sont agités de fines trémulations, marquées surtout au niveau de la face et des muscles naso-géniens. L'exploration de la sensibilité cutanée permet de constater qu'il existe une hyperalgésie excessive dans toute l'étendue des membres inférieurs et dans la région de l'hypogastre. Le chatouillement de la plante des pieds est tellement douloureux que le malade bondit, se tord et se renverse en arc de cercle dans son lit; le simple attouchement de la peau des extrémités des membres inférieurs détermine une réaction presque aussi vive.

La pression au niveau des émergences nerveuses de la région antérieure de l'abdomen et surtout dans les points qui correspondent à la région de l'ovaire chez la femme, produit des effets souvent encore plus accusés.

Notre malade éprouve la nuit dans les mollets des crampes douloureuses, des sensations de brûlure et de déchirement profond aux pieds. Tous les matins au saut du lit, il est pris de vertige, il chancelle et tomberait s'il ne s'appuyait sur une chaise.

Aujourd'hui il présente les signes d'une tuberculose pulmonaire avancée.

Obs. XIV. — (Lancereaux, *Leçons de clinique médicale,*
1879-1891.)

Au n° 4 de la salle Lorain est couchée une femme de 35 ans, A.., couturière, atteinte de tuberculose pulmonaire, et qui est le type complet d'absinthisme.

Réglée à 16 ans, mariée à 21 ans, elle a eu trois enfants, dont un mort à 20 mois, de méningite tuberculeuse. Son mari était paresseux, brutal, ivrogne et c'est lui qui aurait entraîné sa femme au cabaret. Depuis trois ans environ, elle boit en moyenne deux absinthes par jour et souvent aussi un petit verre de vulnéraire.

Elle tousse depuis six mois, et depuis ce moment sa santé a toujours été chancelante. Elle se présente à nous l'œil triste, pâle, les traits tirés. Lorsqu'on découvre ses membres, ils deviennent violacés, et ses orteils se couvrent d'une infinité de gouttelettes de sueur. L'hyperalgésie cutanée est extraordinaire : à peine frôle-

t-on du bout des doigts la face interne de ses jambes, qu'elle se
retire violemment enfonçant la tête dans son oreiller en courbant
son tronc en arc de cercle.

Il suffit même d'approcher les mains de la peau, sans la toucher,
pour que ces phénomènes se produisent. Cette hyperalgésie se rencontre aussi aux membres supérieurs, à l'abdomen, au thorax et
partout avec la même netteté. Le réflexe plantaire est extrêmement exagéré, et pour éviter le chatouillement, la malade se pelo-
tonne dans son lit. Elle éprouve aussi des élancements douloureux,
des fourmillements et des picotements dans les pieds ; il lui semble que des milliers d'épingles traversent ses orteils. L'engourdissement de ses membres est parfois tel qu'elle ne les sent plus
dans son lit. Elle dort environ six heures par nuit, mais elle se
réveille quatre ou cinq fois ; ces réveils se font brusquement, à la
suite de rêves qui ont le caractère terrifiant. Elle est couverte de
sueur ; puis elle se rendort, mais pour retomber dans le même
rêve ou dans un autre plus pénible encore, de sorte que le sommeil n'est nullement réparateur. Elle a des pituites matinales,
qu'elle calme par l'ingestion d'un verre de vulnéraire. Elle n'a
pas d'appétit, la viande lui répugne, et elle vomit souvent ses ali-
ments à la suite d'une quinte de toux. Les lésions du poumon sont
déjà fort avancées et l'on constate la présence d'une grosse caverne
sous la clavicule droite.

CONCLUSIONS

I. — La forme sensitive de polynévrite se traduit cliniquement par une symptomatologie nettement déterminée.

II. — L'intoxication et l'infection sont les causes déterminantes.

III. — La connaissance de cette forme est importante pour éviter une erreur de diagnostic, surtout avec le tabes dans la période préataxique.

IV. — Le pronostic de polynévrite à forme sensitive est en lui-même relativement bénin.

BIBLIOGRAPHIE

Valleix. — De la névralgie générale, affection qui simule des maladies graves des centres nerveux et de son traitement. *Bull. gén. de thérap.*, 1898.

Peter. — *Leçons de clinique médicale*, t. I, 25ᵉ leçon.

Leudet. — Etude clinique des troubles nerveux périphériques vaso-moteurs, survenant dans le cours des maladies chroniques. *Arch. gén. de médecine*, vol. I, 1864.

— Etude clinique de la forme hyperesthésique de l'alcoolisme chronique et de la relation avec les maladies de la moelle. *Arch. gén. de médecine*, t. I, 1867.

Oettinger. — Thèse de Paris, 1885.

Pitres et **Vaillard**. — Des névrites périphériques chez les tuberculeux. *Revue de médecine*, t. VI, 1886.

Lancereaux. — *Leçons de clinique médicale*, 1879-1891.

Ettlinger. — Des polynévrites. *Gaz. des hôpitaux*, 1895.

Babinsky. — Art. « Névrites », in *Traité de médecine*.

Raymond. — *Leçons cliniques*, 2ᵉ série.

Gudden. — Klin. und anat. Beitrage zum neurit. alc. *Arch. f. Psych.*, XXVIII, 1896.

Hönig. — Die atactische Form der Polyneuritis alcoolica. *Deutsche Arch. f. klin. med.*, LXVII.

Dufour. — D'une forme douloureuse de polynévrite tuberculeuse ; du rôle important de la tuberculose en pathologie nerveuse. *Revue neurologique*, 1900.

IMPRIMERIE A.-G. LEMALE, HAVRE